Keto-Brot-Rezepte

Einfache Und Leckere Low Carb Keto-Brot-Rezepte Zum
Abnehmen

Sandra Brown
Betsy Schwarz

Inhaltsverzeichnis

Kapitel 1: Frühstücksrezepte
Buns mit Cottage Cheese

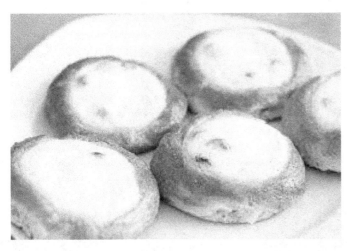

Vorbereitungszeit: 10 Minuten

- Kochzeit: 15 Minuten
- Portionen: 8

Nährwerte:

- Kalorien 77
- Karben insgesamt 6,7 g
- Protein 5.8g
- Gesamtfett   5,2 g

Zutaten:

- 2 Eier
- 3 oz Mandelmehl oder Mandelmehl
- 1 oz erythritol
- 1/8 TL Stevia
- Zimt und Vanilleextrakt nach Geschmack

Füllung:

- 5 1/2 Oz Hüttenkäse
- 1 Ei
- Zimt- und Vanilleextrakt
- Geschmack

Wegbeschreibungen:

1. Bereiten Sie die Füllung durch Mischen der Zutaten; Hüttenkäse mit Ei, Zimt und Vanille

2. Kombinieren Sie Eier mit Mandelmehl oder Mehl, mischen, bis glatt. Fügen Sie Erythritol, Stevia und Aromen nach Geschmack.

   1. Löffel ca. 1 EL Teig in Silikonbecher. Löffel ca. 1 TL Füllung auf der Oberseite, und backen bei 356°F für 15 Minuten.

Sandwich Buns

Vorbereitungszeit: 10 Minuten

- Kochzeit: 25 Minuten
- Portionen: 6-8

Nährwerte:

- Kalorien 99
- Karb insgesamt 10g
- Protein 5.3g
- Gesamtfett 6 g

Zutaten:

- 4 Eier
- 2 1/2 Oz Mandelmehl
- 1 EL Kokosmehl
- 1 oz Psyllium
- 1 1/2 Tassen Auberginen, fein gerieben, Säfte entwässert
- 3 EL Sesamsamen
- 1 1/2 TL Backpulver
- Salz nach Geschmack

Wegbeschreibungen:

1. Eier bis schaumig verquirlen und dann geriebene Auberginen hinzufügen.
2. In einer separaten Schüssel alle trockenen Zutaten mischen.
3. Fügen Sie sie in die Eimischung. Gut mischen.
4. Ein Backblech mit Pergamentpapier auslegen und die Brötchen mit den Händen formen.
5. Backen Sie bei 374°F für 20-25 min.

Auberginen-Mufffins

Vorbereitungszeit: 15 Minuten

- Kochzeit: 20 Minuten
- Portionen: 3

Nährwerte:

- Kalorien 194
- Karben insgesamt 5,7 g
- Protein 8 g
- Gesamtfett 14,2 g

Zutaten:

- 2 Auberginen, geschält und gewürfelt
- 3/4 Tasse Mozzarella
- 2 EL Butter, geschmolzen
- 1 EL frisches Basilikum, gehackt
- 1 TL Knoblauchpulver
- 1/2 TL getrocknetes Basilikum

Wegbeschreibungen:

1. Den Ofen auf 374°F vorheizen.
2. Knoblauchpulver und getrocknetes Basilikum mischen und geschmolzene Butter hinzufügen.
3. Legen Sie die gewürfelte Aubergine auf den Boden von 3 Backbechern.
4. Mit Mozzarella und 1 TL geschmolzener Buttermischung bestreuen.
5. Die Auberginen wieder schichten, dann Käse, dann Butter.
6. Mit dem restlichen Käse bestreuen.
7. Backen Sie für 20 Minuten bis golden.

Keto Pizza

Zubereitungszeit - 10 Minuten

- Kochzeit – 20 Minuten
- Portionen:1

Nährwerte:

- Kalorien 459
- Karben insgesamt 3,5 g
- Protein 27 g
- Gesamtfett 35 g

Zutaten:

- 2 Eier

- 2 Esslöffel Parmesankäse
- 1 Esslöffel PsylliumSchalenpulver
- 1/2 TL italienische Würze
- Salz
- 2 Teelöffel Bratöl
- 1 1/2 Unzen Mozzarella-Käse
- 3 Esslöffel Tomatensauce
- 1 Esslöffel gehacktes Basilikum

Wegbeschreibungen:

1. Parmesan, Psylliumschalenpulver, italienische Würze und Salz in einen Mixer mit zwei Eiern geben und vermischen.

2. Eine große Pfanne erhitzen und das Öl dazugeben.

3. Fügen Sie die Mischung in einer großen kreisförmigen Form in die Pfanne.

4. Drehen Sie, sobald die Unterseite gebräunt ist und dann aus der Pfanne entfernen.

5. Die Tomatensauce auf die Pizzakruste löffeln und verteilen.

6. Fügen Sie den Käse hinzu und verteilen Sie ihn über die Pizza.

7. Die Pizza in den Ofen geben – sie ist fertig, sobald der Käse geschmolzen ist.

Pizza Frittata

Zubereitungszeit - 15 Minuten

- Kochzeit – 30 Minuten
- Portionen:8

Nährwerte:

- Kalorien 298
- Gesamt Kohlenhydrate 2,1 g
- Protein 19,4 g
- Gesamtfett 23,8 g

Zutaten:

- 12 Eier
- 9 Unzen Beutel gefroren Spinat
- 1 Unze Pepperoni
- 5 Unzen Mozzarella-Käse
- 1 Teelöffel Knoblauch, gehackt
- 1/2 Tasse Ricotta-Käse
- 1/2 Tasse Parmesankäse,
- 4 Esslöffel Olivenöl
- 1/4 Teelöffel Muskatnuss
- Salz
- Pfeffer

Wegbeschreibungen:

1. Mikrowelle der Spinat auftauen.
2. Heizen Sie Ihren Ofen auf 375 °F vor.
3. Kombinieren Sie Ricotta, Parmesan und Spinat.
4. Gießen Sie die Mischung in eine Backform.
5. Den Mozzarella über die Mischung streuen.
1. Die Pepperoni hinzufügen
2. Backen Sie für eine halbe Stunde, bis gesetzt.

Haferflocken Tortilla

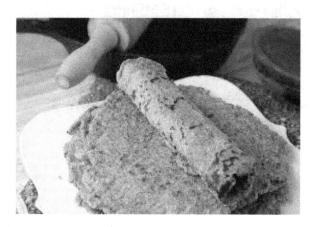

Vorbereitungszeit: 15 Minuten

- Kochzeit: 8 Minuten
- Portionen: 6

Nährwerte:

- Kalorien 26
- Karben insgesamt 3,5 g
- Protein 0,7 g
- Gesamtfett 1 g

Zutaten:

- 1 Tasse Haferflocken
- 1/3 Tasse Warmwasser
- Salz nach Geschmack
- 1 TL gesalzene Butter, geschmolzen

Wegbeschreibungen:

1. Kombinieren Sie das Haferflocken mit Salz.
2. Geschmolzene Butter in das heiße Wasser geben.
3. Kneten Sie den Teig, nachdem Sie das Butterwasser zum Haferflocken hinzugefügt haben. Fügen Sie bei Bedarf mehr Wasser hinzu.
4. In zwei Kugeln formen und mit einem Nudelholz in zwei Runden rollen.
5. Mit einem scharfen Messer schneiden Sie jede Runde in Viertel und legen Sie in eine heiße Pfanne.
6. Kochen Sie über Mittel für 3-5 Minuten auf jeder Seite.

Kapitel 2: Lunch-Rezepte

Flachs Tortillas

Portionen: 5

Nährwerte:

2.18 g Nettokohlenhydrate ;

4,99 g Proteine;

11,78 g Fett;

184.4 Kalorien

Zutaten:

- Goldene Leinsamenmahlzeit – 1 Tasse
- Psyllium-Schalenpulver – 2 EL
- Olivenöl – 2 TL.
- Xanthan-Kaugummi - .25 TL.
- Currypulver - .5 TL.
- Gefiltertes Wasser - 1 Tasse (+) 2 EL.

Zutaten pro Tortilla:

- Olivenöl - zum Braten – 1 TL
- Kokosmehl - zum Walzen - .5 TL.

Wegbeschreibungen:

1. Kombinieren Sie alle trockenen Befestigungen und fügen Sie 2 Teelöffel Öl und das Wasser. Mischen Sie einen Teig zu bilden. Lassen Sie es für eine Stunde auf der Arbeitsplatte ruhen.

2. Wenn Sie von Hand schneiden, in 3 Blöcke schneiden. Wenn Sie eine Tortillapresse haben, spucken Sie sie in 5 Stücke.

3. Drücken Sie jede Portion mit der Hand und bestreuen Sie mit dem Kokosmehl. Rollen Sie sie so dünn wie möglich aus. Verwenden Sie ein Glas, um die Tortillas auszuschneiden. Alle zusätzlichen Teigstücke neu rollen.

4. Erwärmen Sie das Öl zum Braten und köcheln Sie bei med-hoher Hitze für jede der Tortillas.

Fathead Rolls

Portionen: 4 – 2 pro Portion

Nährwerte:

2,5 g

Nettokohlenhydra

te ; 7 g Proteine;

13 g Fett;

160 Kalorien

Zutaten:

- Geschredderter Mozzarella-Käse - .75 Tasse
- Frischkäse – 2 Unzen - 4 EL.
- Geschredderter Cheddar-Käse - .5 Tasse
- Geschlagenes Ei – 1
- Knoblauchpulver - .25 TL.
- Mandelmehl - .33 Tasse
- Backpulver – 2 TL.

Wegbeschreibungen:

1. Den Ofen auf 425°F erhitzen.

2. Kombinieren Sie Mozzarella und Frischkäse. In die Mikrowelle stellen. Etwa 20 Sekunden am Essen kochen, bis der Käse schmilzt.

3. In einem anderen Behälter, schlagen Sie das Ei und fügen Sie die trockenen Befestigungen.

4. Falten Sie die Plastikfolie über den Teig. Beginnen Sie vorsichtig in einen Ball zu arbeiten. Stellen Sie sicher, dass es abgedeckt ist und legen Sie es für 1/2 Stunde in den Kühlschrank.

5. Die Teigkugel in vier Abschnitte schneiden und jeweils in eine Kugel rollen. Schneiden Sie den Ball in die Hälfte (oben und unten des Brötchens).

6. Legen Sie die geschnittene Seite nach unten auf eine gut gefettete Blechwanne. 10 bis 12 Minuten backen. Fix sie wie Sie wie sie mögen.

Low-Carb Cream Cheese Rolls

Portionen: 6 Rollen

Nährwerte:

0,8 g Nettokohlenhydrate ;

4,2 g Proteine;

 8 g Fett;

91.3 Kalorien

Zutaten:

- Große Eier – 3
- Vollfett-Frischkäse - gewürfelt & kalt – 3 Unzen.
- Zahnsteincreme - .125 TL.
- Salz - .125 TL.

Wegbeschreibungen:

1. Den Ofen auf 300oF aufwärmen.   Eine Backform mit Pergamentpapier auslegen. Die Pfanne mit Speiseölspray spritzen.

2. Trennen Sie die Eigelbe vorsichtig von den Eiern und legen Sie die Weißen in einen nicht fettigen Behälter. Mit dem Zahnstein bis steif rühren.

3. In einem anderen Behälter den Frischkäse, Salz und Eigelb glatt rühren.

4. Falten Sie in den Weißen der Eier, gut mit einem Spachtel mischen. Mähen Sie eine Kugel Weiß über die Dottermischung und falten Sie zusammen, wie Sie die Schale drehen.   Setzen Sie den Prozess fort, bis sie gut kombiniert sind. Der Prozess hilft, die Luftblasen zu beseitigen.

5. Sechs große Löffel der Mischung auf die vorbereitete Pfanne verteilen. Mash die Spitzen mit dem Spatulate leicht abflachen.

6. Backen bis gebräunt (30-40 Min.).

7. Abkühlen Sie ein paar Minuten in der Pfanne. Dann, ordnen Sie sie sorgfältig auf einem Drahtgestell zu kühlen.

8. In einer Reißverschlusstasche – leicht öffnen – aufbewahren und für beste Ergebnisse ein paar Tage im Kühlschrank aufbewahren.

Zwiebel Bagels – Glutenfrei

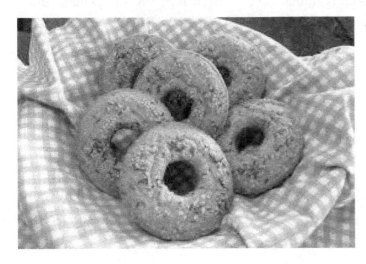

Nährwerte:

1 g Netto

Kohlenhydrat

e ; 5 g

Proteine;

5 g Fett;

78 Kalorien

- **Zutaten:**
- Kokosmehl – 2 EL
- Leinsamenmehl – 3 EL.
- Backpulver - .5 TL.
- Getrennte Eier – 4
- Getrocknete gehackte Zwiebel - 1 TL.

Wegbeschreibungen:

1. Erwärmen Sie den Ofen, um 325oF zu erreichen. Eine Donut-Backform mit einem Speiseölspray vernebeln.

2. Kokosmehl, Flachsmehl, gehackte Zwiebeln und Backpulver aussieben.

3. Schlagen Sie das Eiweiß, bis schaumig mit einem elektrischen Mixer. Langsam in die Eigelbe und trockene Mischung einrühren. Den Teig 5-10 Minuten verdicken lassen.

4. In die Formen schaufeln und mit einer Portion getrockneter Zwiebel nach Belieben bestreuen.

5. Backen bis goldbraun oder ca. 30 Minuten. Die Bagels im Ofen abkühlen.

Mohn & Sesam Samen Bagels

Portionen: 6

Nährwerte:

5 g Netto

Kohlenhydrate

; 29 g Fett;

20 g Protein;

350 Kalorien

Zutaten:

- Sesamkäse – 8 TL.
- Mohnsamen – 8 TL.
- Geschredderter Mozzarella-Käse – 2,5 Tassen
- Backpulver – 1 TL
- Mandelmehl – 1,5 Tassen
- Große Eier – 2

Wegbeschreibungen:

1. Stellen Sie die Ofentemperatur auf 400oF. Bereiten Sie ein Backblech mit einer Schicht Pergamentpapier vor. Kombinieren Sie das Mandelmehl und Backpulver.

2. Mozzarella und Frischkäse in einem Mikrowellen-sicheren Gericht für 1 Minute schmelzen, rühren und 1 zusätzliche Minute kochen (2 Minuten insgesamt).

3. Die Eier verrühren und die Käsemischung hinzufügen. Rühren und kombinieren Sie mit den restlichen Befestigungen. Sobald der Teig geformt ist, brechen Sie ihn in sechs Stücke.

4. Dehnen Sie den Teig und verbinden Sie die Enden, um den Bagel zu bilden. Auf

dem Backblech anordnen. Mit der Samenkombination bestreuen und 15 Minuten backen.

Kürbis Bagels

Portionen: 8

Nährwerte:

g Netto Kohlenhydrate ; Zutaten:

3 g Proteine;

5 g Fett;

82 Kalorien

- Goldene Flachsmahlzeit – 3 EL.
- Kokosmehl gesiebt - .33 Tasse
- Gerührte Eier - 3
- Geschmolzene Butter oder Kokosöl - 2 EL.
- Ungesüßte Mandel- oder Kokosmilch - .25 Tasse
- Reines Kürbispüree - .5 Tasse
- Kürbiskuchen Gewürz – 1,25 TL.
- Vanilleextrakt - 1 TL
- Meersalz - .125
- Zimt - .5 TL.
- Erythritol – 1,5 EL (+) Stevia Flüssigkeit – 15 Tropfen
- Backpulver - .5 TL (+)   Apfelessig
- - 1 TL

2.7

Wegbeschreibungen:

1. Den Ofen auf 350oF aufwärmen.

2. Großzügig einen Bagel oder eine Donutpfanne mit dem Öl spritzen.

3. Das Kokosmehl sieben und mit Zimt, goldenem Flachsmehl, Meersalz und Kürbiskuchengewürz kombinieren. Rühren und sitzen Sie vorerst zur Seite.

4. In einem anderen Mischbehälter Milch, Eier, Süßungsmittel, Kürbispüree, Vanilleextrakt und geschmolzene Butter/Öl mischen.

5. Backpulver und Apfelessig miteinander kombinieren und der Eiermischung hinzufügen. Alles einbauen und gründlich rühren, bis der Teig glatt ist.

6. Den Teig in die Pfannenformen schaufeln und gleichmäßig verteilen. Backen, bis die Oberteile gebräunt und fest sind (ca. 25 Min.).

7. Sobald es fertig ist, lassen Sie es in der Pfanne zu kühlen. Sie können es ganz servieren, oder in zwei Hälften geschnitten. Über Nacht für ein festeres Brot kühlen.

8. Hinweis: Es kann auf jeder Seite in einer Pfanne mit etwas Butter oder Kokosöl pan-toasted und beidseitig auf braun umgedreht werden. Sie können auch einen Toasterofen verwenden. Verwenden Sie keinen regulären Pop-up-Toaster. Mit einer Portion Frischkäse oder Butter servieren.

Kürbis Muffins

Portionen: 5 Nährwerte:

3,5 g Nettokohlenhydrate;

7,4 g Proteine;

13,5 g Fett; 185 Kalorien

Zutaten:

- Salz - .5 TL.
- Backpulver - .5 TL.
- Ei – 1
- Vanilleextrakt – 1 EL
- Apfelessig – 1 EL
- Kürbispüree - .5 Tasse
- Kokosöl – 2 EL.
- Zuckerfreier Karamellsirup - .25 Tasse
- Optional: Zerkleinerte Mandeln - .25 Tasse

Wegbeschreibungen:

1. Den Ofen auf 350oF aufwärmen. Kombinieren Sie alle Komponenten in der Rezepturliste mit Ausnahme der Mandeln.
2. Bereiten Sie eine Muffinpfanne für 5 Portionen vor. Wenn Sie die Mandeln verwenden, spritzen Sie mit etwas Öl. 15-18 Minuten backen. Genießen Sie zum Frühstück oder unterwegs.

Kürbis Ahorn Leinsamen Muffins

Portionen: 10

Nährwerte:

2 g Netto

Kohlenhydrate;

5 g Proteine;

8.5 g Fett;

120

Kalorien

Zutaten:

- Gemahlene Leinsamen – 1,25 Tassen
- Backpulver - .5 EL.
- Erythritol - .33 Tasse
- Salz - .5 TL.
- Zimt – 1 EL.
- Kürbiskuchen Gewürz – 1 EL.
- Kokosöl – 2 EL.
- Reines Kürbispüree – 1 Tasse
- Ei - 1
- Ahornsirup - .5 Tasse
- Apfelessig - .5 TL.
- Vanilleextrakt - .5 TL.
- Topping: Kürbiskerne

Auch erforderlich:

- Blender wie NutriBullet
- Muffindose – 10 Abschnitte mit Silikonlinern

Wegbeschreibungen:

1. Den Ofen auf 350oF erhitzen. Bereiten Sie die Muffindose mit Cupcake Linern vor.
2. Die Samen etwa 1 Sekunde in den Mixer zu geworfen – nicht mehr oder es könnte feucht werden.
3. Kombinieren Sie die trockenen Befestigungen und Schneebesen, bis gut gemischt. Püree, Vanilleextrakt und Kürbisgewürz zusammen mit dem Ahornsirup (.5 TL) hinzufügen wenn Sie verwenden. Öl, Ei und Apfelessig unterblenden. Kombinieren Sie Muttern oder andere Einklappen Ihrer Wahl, fügen Sie aber auch die Kohlenhydrate hinzu.
4. Die Mischung mit dem Esslöffel in die vorbereiteten Dosen auslöffeln. Mit einigen Kürbiskernen garnieren. Lassen Sie ein wenig Platz in der Spitze, da sie steigen.
5. Ca. 20 Minuten backen. Sie sind bereit, wenn sie leicht gebräunt sind. Lassen Sie sie ein paar Minuten abkühlen und fügen Sie etwas Ghee oder Butter oder etwas mehr Sirup hinzu.

Squash Muffins

Portionen: 6

Nährwerte:

3,4 g Nettokohlenhydrate;

7,3 g Proteine;

7,8 g Fett;

111

Kalorien

Zutaten:

- Salz – nach Geschmack
- Backpulver - .66 TL.
- Mandelmehl – 1 Tasse
- Geschälte & geriebene Squash – 1
- Gehackte Frühlingszwiebeln – 2-3 Zweige
- Olivenöl – 1 EL.
- Ei – 1
- Plain Joghurt - .25 Tasse
- Geriebener Hartkäse - .5 Tasse

Wegbeschreibungen:

1. Den Ofen auf 350oF aufwärmen. Sechs Muffindosen mit Speiseölspray spritzen.

2. Den geriebenen Kürbis mit Salz würzen und beiseite stellen.

3. Backpulver, Salz und gesiebtes Mehl kombinieren.

4. Das Ei verquirlen und mit dem Öl, 1/2 des Käses und Joghurt vermischen. Kombinieren Sie die Befestigungen.

5. Den Kürbis und die Säfte in den Teig geben. In den gehackten Zwiebeln arbeiten und zu den vorbereiteten Muffinbechern (1/2 voll) hinzufügen. Mit dem Käse bestreuen und 25 Minuten backen.

6. Kühl leicht abkühlen und servieren. Wenn Sie Reste haben, im Kühlschrank aufbewahren.

Zucchini-Brot – Langsam gekocht

Portionen: 12

Nährwerte:

13,8 g

Nettokohlenhydrat

e; 5 g Proteine;

15,7 g Fett;

174 Kalorien

Zutaten:

- Zimt - 2 TL.
- Mandelmehl – 1 Tasse
- Kokosmehl - .33 Tasse
- Optional: Xanthan-Kaugummi - 0,5 TL
- Salz - .5 TL.
- Backpulver - .5 TL.
- Backpulver – 1,5 TL
- Erweichtes Kokosöl/Butter - .33 Tasse
- Eier - 3
- Vanille – 2 TL.
- Süßstoff – 1 Tasse oder Pyure Allzweck - .5 Tasse
- Geschredderte Zucchini – 2 Tassen
- Gehackte Pekannüsse/Walnüsse - .5 Tasse
- Auch benötigt: 8 x 4 Silikonbrot
  - Pfanne

Wegbeschreibungen:

1. Kokos- und Mandelmehl, Salz, Backpulver und Pulver, Xanthan und Zimt kombinieren. Vorerst beiseite stellen.

2. Öl, Eier, Vanille und Zucker in einem anderen Gericht vermischen. Kombinieren Sie die Befestigungen.

3. Die Nüsse und zerkleinerten Zucchini unterblenden. Die Mischung in die vorbereitete Pfanne schaufeln.

4. Ordnen Sie den Herd auf dem oberen Rack (oder auf zerknirschten Aluminiumfolienkugeln). Sie wollen es mindestens 1/2 Zoll von der Unterseite des langsamen Kochers.

5. Sichern Sie die Oberseite fest, und kochen Sie für drei Stunden auf der hohen Einstellung.

6. Kühlen und wickeln Sie das Brot in ein Blatt Folie. Es ist am besten, wenn gekühlt.

Kekse & Gravy

Portionen: 8

Nährwerte: 5 g

Netto

Kohlenhydrate;

17,4 g Proteine;

40 g Fett;

460 Kalorien

Zutaten für die Kekse:

- Backpulver – 1 TL
- Mandelmehl – 1 Tasse
- Keltisches Meersalz - .25 TL.
- Eiweiß - 4
- Bio-Butter/kaltes Kokosöl – 2 EL.
- Optional: Knoblauch oder ein anderes bevorzugtes Gewürz – 1 TL.

Zutaten für die Gravy:

- Hühner-/Rinderbrühe – 1 Tasse
- Frischkäse – 1 Tasse
- Gemahlener schwarzer Pfeffer – 1 Prise
- Keltisches Meersalz – nach Ihren Wünschen
- Bio zerbröckelte Schweinewurst - 1 pkg. (10 Oz.)
- Auch gefragt: Kokosöl-Kochspray

Wegbeschreibungen:

1. Programmieren Sie die Ofeneinstellung auf 400oF. Bereiten Sie eine Muffinpfanne/Cookie-Blatt mit dem Kochspray vor.

2. Die Butter in Stücke schneiden – sicherstellen, dass sie kalt sind. Whisk die Weißen bis flauschig.

3. In einem anderen Behälter das Mehl und Backpulver kombinieren. In die Butter schneiden und das Salz dazugeben. In der Mischung über das Eiweiß falten.

4. Den Teig auf die Backform/Muffindose fallen lassen. 11-15 Minuten backen.

Buttery Knoblauch & scharfe Cheddar Kekse

144 Kalorien

Portionen: 8 Nährwerte:

0,5 g Nettokohlenhydrate;

6,7 g Proteine;

12,8 g Fett;

Zutaten:

- Eier - 4

- Geschmolzen – leicht gekühlt – Butter - .25 Tasse
- Backpulver - .25 TL.
- Gesiebtes Kokosmehl - .33 Tasse
- Salz - .25 TL.
- Knoblauchpulver - .25 TL.
- Geschredderter scharfer Cheddar-Käse - 1 Tasse

Wegbeschreibungen:

1. Stellen Sie die Ofentemperatur auf 400oF. Bedecken Sie eine Backform mit einem Blatt Aluminiumfolie. Fett mit einem Spritz Öl.

2. Knoblauchpulver, Butter, Eier und Salz zusammenrühren. In das Backpulver und Mehl falten. Whisk, bis die Klumpen entfernt werden. Den Käse unterrühren, gut mischen.

3. Vorbei an der Eisschale auf die Backform. Ca. 15 min backen. Lassen Sie es in der Pfanne für 5 bis 10 Minuten abkühlen. Entfernen und servieren.

4. Sie verlieren die knusprige Textur, wenn Sie nicht zuerst abkühlen, bevor Sie sie zu

einem Speichercontainer hinzufügen.

Cheddar Bay Kekse

Portionen: 4 - 8 Kekse – 2 pro

Portion Nährwert:

2 g Netto

Kohlenhydrate

; 20 g Fett;

13 g Protein;

230 Kalorien

Zutaten:

Geschredderter Mozzarella-Käse – 1,5 Tassen

- Geschredderter Cheddar-Käse – 1 Tasse
- Frischkäse – 0,5 von 1 pkg. - 4 Unzen.
- Große Eier – 2
- Mandelmehl - .66 Tasse
- Granuliertes Knoblauchpulver - .5 TL.
- Backpulver - 4 TL.
- Butter – für die Pfanne

Wegbeschreibungen:

1. Mikrowelle den Frischkäse und Mozzarella für ca. 45 Sekunden mit der Hochleistungseinstellung, bis geschmolzen. Rühren und für 20 zusätzliche Sekunden zurückgeben. Rühren Sie noch einmal.

2. In einem anderen Behälter die Eier mit Mandelmehl, Knoblauchpulver und Backpulver kombinieren. Mischen Sie alles zusammen und legen Sie es auf eine Folie aus mehlverstaubter Plastikfolie. Rollen Sie es in einen Ball und legen Sie in den Kühlschrank für 20-30 Minuten.

3. Erhitzen Sie den Ofen, um 425oF zu erreichen. Bereiten Sie eine dunkle Farbe Backform mit Butter. Den kalten Teig in acht Segmente schneiden. In die vorbereitete Pfanne geben – ein wenig Platz zwischen jedem.

4. 10-12 Minuten backen. Entfernen und auf die Arbeitsplatte legen, um abzukühlen.

Kapitel 3 : Abendessen Rezepte

Apple Pie Crackers

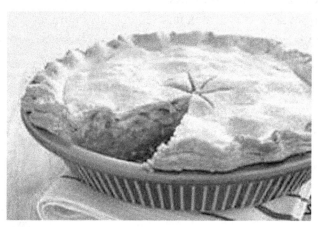

Portionen:100

Cracker Nährwerte:

Kalorien: 11.5,

Gesamtfett: 2,1 g,

gesättigtes Fett: 0,2

g, Kohlenhydrate:

Zucker: 0 g,   0,9 g,

Protein: 0,4 g

Zutaten:

- 2 EL + 2 TL Avocadoöl1 medium Granny Smith Apple, grob gehackt
- 1/4 Tasse Erythritol
- 1/4 Tasse Sonnenblumenkerne, fein gemahlen
- 13/4 Tasse Grob gemahlen eintals
- 1/8 TL gemahlene Cloves
- 1/8 TL gemahlener Kardamom
- 3 EL gemahlener Zimt
- 1/4 TL gemahlene Muskatnuss
- 1/4 TL Ground Ingwer
-

Wegbeschreibungen:

1. Backofen auf 225F / 110C vorheizen. Zwei Backbleche mit Pergamentpapier auslegen und beiseite stellen.

2. Kombinieren Sie das Öl, Apfel und Erythritol in Ihrer Küchenmaschine, fügen Sie die restlichen Zutaten hinzu und mischen Sie, bis sie gut kombiniert sind.

3. Den Teig auf die vorbereiteten Backbleche geben, gleichmäßig verteilen und in Cracker schneiden.

4. Im vorgeheizten Ofen eine Stunde backen. Drehen Sie die Cracker, entfernen Sie das Pergamentpapier und backen Sie noch eine Stunde weiter. Wenn die Cracker dick sind, brauchen sie mehr Zeit zum Backen.

5. Wenn sie fertig sind, abkühlen lassen und servieren.

Knusprige Mandelcracker

Protein: 0,9 g

Portionen:40 Cracker

Nährwerte: Kalorien: 21.7,

Gesamtfett: 2,9 g,

gesättigtes Fett: 0,2

g, Kohlenhydrate:

0,8 g,

Zucker: 0,1 g,

Zutaten:

- 1 Tasse Mandelmehl
- 1/4 TL Backpulver
- 1/4 TL Salz
- 1/8 TL Schwarzer Pfeffer
- 3 EL Sesamsamen
- 1 Ei, geschlagen
- Salz und schwarzer Pfeffer, um die Cracker zu kronieren

Wegbeschreibungen:

1. Backofen auf 350F / 175C vorheizen. Zwei Backbleche mit Pergamentpapier auslegen und beiseite stellen.
2. Mischen Sie alle trockenen Zutaten zu einer großen Schüssel. Fügen Sie das Ei und gut mischen, um einen Teig zu integrieren und zu bilden. Den Teig in zwei Kugeln teilen.
3. Den Teig zwischen zwei Stück   Pergamentpapier ausrollen. In Cracker schneiden und auf das vorbereitete Backblech geben.
4. Etwa 15-20 Minuten backen. In der Zwischenzeit wiederholen Sie das gleiche Verfahren mit dem restlichen Teig.
5. Einmal fertig, lassen Sie die Cracker abkühlen und servieren.

Einfache Sesam-Brotstäbchen

Portionen:5 Brotstäbchen

Nährwerte: Kalorien: 53,6,

Gesamtfett: 5 g,

gesättigte

Fettsäuren: 0,6 g,

Kohlenhydrate: 1,1

g,

Zucker: 0,2 g,

Protein: 1,6 g

Zutaten:

- 1 Eiweiß
- 2 EL Mandelmehl
- 1 TL Himalaya-Rosa Salz
- 1 EL Natives Olivenöl Extra
- 1/2 TL Sesamsamen

<u>Wegbeschreibungen:</u>

1. Backofen auf 320F / 160C vorheizen. Backblech mit Pergamentpapier auslegen und beiseite stellen.

2. Das Eiweiß verrühren und das Mehl sowie die Hälfte des Salzes und des Olivenöls dazugeben.

3. Kneten, bis Sie einen glatten Teig bekommen, in 5 Stücke teilen und in Brotstäbchen rollen.

4. Auf das vorbereitete Blatt geben, mit dem restlichen Olivenöl bürsten und mit den Sesamsamen und dem restlichen Salz bestreuen.

5. Etwa 20 Minuten backen. Kühlung vor dem Servieren leicht zulassen.

Salty Rosemary Crackers

Portionen:36 Cracker

Protein: 1,2 g

Nährwerte: Kalorien: 35.2,

Gesamtfett: 5,2 g,

gesättigte

Fettsäuren: 1,9 g,

Kohlenhydrate: 1 g,

Zucker: 0,2 g,

Zutaten:

- 1 1/2 Tasse Mandelmehl
- 1/2 TL Keltisches Meersalz
- 1 Ei, Raumtemperatur
- 2 EL Kokosöl
- 1/4 TL Schwarzer Pfeffer
- 1 EL Fein gehackter Rosmarin

Wegbeschreibungen:

1. Backofen auf 350F / 175C vorheizen. Backblech mit Pergamentpapier auslegen und beiseite stellen.
2. Mandelmehl und Salz vermischen und beiseite stellen.
3. In einer anderen Schüssel das Ei, Kokosöl, schwarzen Pfeffer und Rosmarin zusammenrühren. Die Mischung in die Mandelmehlmischung geben und gut vermischen, bis sich Teig bildet.

4. Den Teig auf ein Stück Pergamentpapier geben, mit einem anderen Stück abdecken und in eine dünne Schicht ausrollen. In Cracker schneiden, auf dem vorbereiteten Blatt anordnen und ca. 10-15 Minuten backen.
5. Abkühlen lassen, wenn fertig und servieren.

Brezelartige Cracker

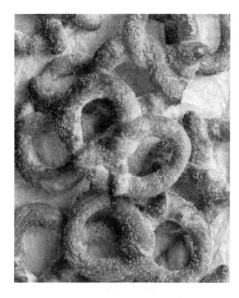

Portionen:15 Cracker

Nährwerte: Kalorien: 92.2,

Gesamtfett: 10,2 g,

gesättigte

Fettsäuren: 2,1 g,

Kohlenhydrate: 4,5

g,

Zucker: 0 g,

Protein: 1,4 g

Zutaten:

- 1/2 Tasse Ghee
- 1 Tasse Kokosmehl
- 1/2 Tasse Wasser
- 2 EL Apfelessig
    - 1/2 TL Meersalz
    - 1/2 TL Backpulver
    - 1/2 TL Backpulver
    - 1 Ei
    - 1/2 Tasse Tapioca Mehl

<u>Wegbeschreibungen:</u>

1. 350F / 175C ist die Zielwärme nach der Vorwärmung. Ein Backblech mit Pergamentpapier auslegen und beiseite stellen.

2. Ghee, Wasser, Essig und Salz in einen Topf geben und bei mittlerer Hitze zum Kochen bringen.

3. Sobald es zu kochen beginnt, von der Hitze entfernen und das Tapiokamehl unterrühren. Backpulver und Soda dazugeben und ca. 3-5 Sekunden mischen, wenn die Mischung schäumt.

4. Das Ei und Kokosmehl dazugeben und mischen, bis sich Teig bildet.

5. Den Teig für ein oder zwei Minuten kneten und dann in kleine Kugeln teilen. Rollen Sie jeden Ball in ein Protokoll und drehen Sie ihn in eine Brezelform.

6. Auf dem vorbereiteten Backblech anrichten und etwa eine halbe Stunde backen.

7. Kühlung vor dem Servieren leicht zulassen.

Basilikum & Oregano Brotstäbchen

Portionen:4-8

Protein: 9,8 g

Brotstäbchen Nährwerte:

Kalorien: 322,

Gesamtfett: 28,4 g,

gesättigte

Fettsäuren: 7,4 g,

Kohlenhydrate: 12

g,

Zucker: 1,5 g,

Zutaten:

- 3 Eier, geteilt
- 1 1/3 Tasse Mandelmehl
- 2 EL Kokosöl, geschmolzen
- 1/2 TL Backpulver
- 1/2 TL Salz
- 3 EL Kokosmehl
- 1/2 TL Oregano
- 1 TL Getrocknetes Basilikum
- 1 Knoblauchzehe, gehackt
- 1/2 TL Zwiebelpulver
- Ghee, zum Bürsten

1. Backofen auf 350F / 175C vorheizen. Backblech mit Pergamentpapier auslegen und beiseite stellen.

2. Zwei Eier verrühren und beiseite stellen.

3. In einer anderen Schüssel das Mandelmehl, Kokosöl, Backpulver und Salz kombinieren. Fügen Sie die geschlagenen Eier und gut mischen, um zu kombinieren.

4. 1 EL Kokosmehl zugeben und dem Teig eine Minute geben, um ihn zu absorbieren. Mit dem restlichen Mehl wiederholen und die Mischung zu glattem Teig kneten.

5. Den Teig auf ein Stück Pergamentpapier ausrollen und Brotstäbchen formen. Auf das vorgeheizte Blatt legen und ca. 10 Minuten backen.

6. Das restliche Ei verquirlen und zum Bürsten der Brotstäbchen verwenden. Mit Oregano, Basilikum, gehacktem Knoblauch und Zwiebelpulver bestreuen und zum Ofen zurückkehren, um weitere 5 Minuten zu backen.

7. Nach dem Backen mit etwas geschmolzenem Ghee bürsten, warm servieren oder abkühlen lassen.

Einfache Keto Brotstäbchen

Portionen:8

Nährwerte: Kalorien:

216,

Gesamtfett: 15,8

g, gesättigt

Fett: 2,2 g,

Kohlenhydrate: 8,1 g,

Zucker: 0,1 g,

Protein: 3,1 g

Zutaten:

- 1/3 Tasse Kokosmehl
- 1/3 Tasse Pfeilwurzel Mehl
- 1/2 TL Backpulver
- 1 1/2 TL Zitronensaft
- 1 TL Getrockneter Rosmarin
- 3 EL Wasser
- 1 Ei
- 4 EL Natives Olivenöl Extra, geteilter Gebrauch - 3 EL für Brotstäbchen, 1 EL zum Topping
- 1/8 TL Knoblauchpulver, zum Topping
- 1/8 TL Meersalz, zum Topping

1. Backofen auf 350F / 175C vorheizen. Backblech mit Pergamentpapier auslegen und beiseite stellen.

2. Fügen Sie alle Zutaten zu Ihrem Küchenmaschine und Puls, bis gut kombiniert und der Teig gebildet wird.

3. Den Teig in 8 gleiche Kugeln teilen und in Brotstäbchen rollen. Auf dem vorbereiteten Blatt anrichten, mit Olivenöl bürsten und mit dem Knoblauch angetrieben und Salz bestreuen.

4. Ca. 10 Minuten backen und warm servieren oder abkühlen lassen.

Ultimative Keto Brotstäbchen

Portionen:20 Brotstäbchen

Protein: 3,5 g

Nährwerte: Kalorien: 75.2,

Gesamtfett: 9,6 g,

gesättigte

Zutaten:

Fettsäuren: 1,5 g,

- 1/4 Tasse Kokosmehl

Kohlenhydrate: 4,1

- 3/4 Tasse gemahlene Flachssamen
- 1 EL Psyllium Husk Pulver

g,

- 1 Tasse Mandelmehl
- 2 EL gemahlene Chia-Samen

Zucker: 0,2 g,

- 1 TL Salz1 Tasse Lukewarmwasser, plus mehr, wenn der Teig zu trocken ist
- Zutaten für das Topping:
- 2 Eigelb, zum Bürsten
- 4 EL gemischte Samen
- 1 TL Grobes Meersalz
-

Wegbeschreibungen:

1. Kokosmehl, Leinsamen, Psylliumschalen und Mandelmehl kombinieren. Fügen Sie die Chia-Samen, Salz und das Wasser. Mischen, bis Teig gebildet wird. Für ca. 20 Minuten kühlen.

2. In der Zwischenzeit Ihren Ofen auf 350F / 175C vorheizen. Backblech mit Pergamentpapier auslegen und beiseite stellen.

3. Den Teig in 20 gleiche Stücke teilen und mit den Händen zu Brotstäbchen rollen.

4. Die Brotstäbchen auf dem Backblech anrichten und mit den Eigelben putzen.

5. Mit Samen und Salz bestreuen und ca. 20 Minuten backen.

6. Warm servieren oder abkühlen lassen.

Keto Brotbrote

Portionen: 8

134.3 Kalorien.

Nährwerte:

2,95 g Nettokohlenhydrate;

8.2 g Protein;

8.3 g Fett;

Zutaten:

- Große Eier, bei Raumtemperatur - 6
- Kokosmehl - gesiebt – 1 Tasse
- Leinsamen-Mahlzeit - .5 Tasse
- Backpulver - .5 TL.
- Salz – 1 TL.
- Backpulver – 1 TL
- Wasser - .5 Tasse
- Apfelessig – 1 EL

Wegbeschreibungen:

1. Den Ofen aufwärmen, um 350oF zu erreichen. Fetten Sie die Pfannen (2 Laibpfannen)und sieben Sie das Kokosmehl in einen Behälter. Kombinieren Sie mit den restlichen trockenen Komponenten und Schneebesen.

2. Essig, Wasser und Eier unterrühren. Sobald es dick ist, fügen Sie den Teig zu den vorbereiteten Pfannen hinzu.

3. 40 Minuten backen und in der Pfanne abkühlen lassen, bis sie warm ist. Aus den Pfannen nehmen und servieren.

Low-Carb Creme Käsebrot

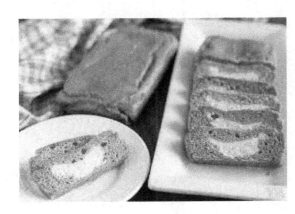

Portionen: 6 Rollen

Nährwerte:

3 g Netto

Kohlenhydrate

; 6 g Proein;

21 g Fett;

234 Kalorien.

Zutaten:

- Backpulver – 1 TL
- Mandelmehl – blanchiert – 1,25 Tassen
- Psyllium-Huskpulver – 2-5 EL.
- Keltisches Meersalz – 1 TL.
- Butter – 3 EL
- Kochendes Wasser – 1 Tasse
- Großes Ei – 1
- Frischkäse – 4 Unzen.

Wegbeschreibungen:

1. Erwärmen Sie den Ofen, um 350oF zu erreichen.
2. Kombinieren Sie die trockenen Komponenten (Backpulver, Mehl, Salz und Psyllium). Beiseite stellen.
3. In einer anderen Glasschale den Frischkäse und die Butter in der Mikrowelle oder in einem Topf auf dem Herd erweichen. Sobald es glänzend ist, entfernen Sie aus dem

Brenner / Mikrowelle und lassen Sie es abkühlen 2 Minuten. Fügen Sie die Eier und Schneebesen, bis cremig. Den Rest der Komponenten unterrühren, um den Teig zu machen.

4. In kleine Stücke brechen und das kochende Wasser hinzufügen, um den Teig zu festigen.

5. Verwenden Sie einen Messbecher (1/4 Tasse Größe), um den Teig auszuhöhlen. Auf eine pergament gefütterte Backform geben, um sechs Brötchen zu backen.

6. 45 bis 55 Minuten backen und abkühlen lassen.

7. Das gekühlte Brot mit einem gezackten Messer in Scheiben schneiden. Servieren Sie, wie es ist oder mit einem Sandwich.

8. Warum nicht eine zusätzliche Charge für Notfälle einfrieren?

Kapitel 4: Snacks

Zimt Zucker Cupcakes

Zubereitungszeit: 10 Minuten

Kochzeit: 25 min

_____ **Portionen:**

6 Nährwerte:

- 1,5 Tassen Mandelmehl
- 1,5 TL Backpulver
- 1/4 TL Salz
- 1/2 TL Zimt
- 1/2 Tasse Erythritol
- 1/3 Tasse Milch
- 2 große Ganze Eier
- 1 Stick Butter, weich
- 2 TL Zitronenzest

- Fett: 29 g.
- Protein: 8 g.
- Kohlenhydrate: 7 g.

Zutaten:

Wegbeschreibungen:

1. Backofen auf 350F vorheizen.
2. Mandelmehl, Backpulver, Zimt und Salz in einer Schüssel verrühren.
3. Eier, Butter und Erythritol in einer separaten Schüssel schlagen. Nach und nach die Milch einrühren.
4. Die nasse Mischung in die trockenen Zutaten rühren.
5. Beschichten Sie eine 6-Loch-Muffinpfanne mit Antihaftspray.
6. Den Teig in die Pfanne geben und 25 Minuten backen.

Erdbeer-Creme-Käse-Cupcakes

Zutaten:

- 1 Tasse Mandelmehl
- 1 TL Backpulver
- 1/4 TL Salz
- 1/2 Tasse Erythritol
- 1/3 Tasse Milch
- 2 große Ganze Eier
- 1/3 Tasse Cream Cheese, weich
- 1 Tasse Gefrorene Erdbeeren, gewürfelt

Zubereitungszeit: 10 Minuten

Kochzeit: 25 min Portionen:6

Nährwerte:

- Fett: 14 g.
- Protein: 7 g.
- Kohlenhydrate: 9 g.

Wegbeschreibungen:

1. Backofen auf 350F vorheizen.
2. Mandelmehl, Backpulver und Salz in einer Schüssel verrühren.
3. Eier, Erythritol und Frischkäse in einer separaten Schüssel schlagen. Nach und nach die Milch einrühren.
4. Die nasse Mischung in die trockenen Zutaten rühren.
5. In die Erdbeeren falten.
6. Beschichten Sie eine 6-Loch-Muffinpfanne mit Antihaftspray.
7. Den Teig in die Pfanne geben und 25 Minuten backen.

Coco-Blueberry Cupcakes

Zubereitungszeit: 10 Minuten

Kochzeit: 25 min

_____ **Portionen:**

6 Nährwerte: _

- Fett: 30 g.
- Protein: 6 g.
- Kohlenhydrate: 7 g.

Zutaten:

- 1 Tasse Mandelmehl
- 1/2 Tasse Kokosmehl
- 1 EL Flachsmahlzeit
- 1 TL Backpulver
- 1/4 TL Salz
- 1/2 Tasse Erythritol
- 1/3 Tasse Milch
- 2 große Ganze Eier
- 1/2 Tasse Gefrorene Heidelbeeren
- 1/2 Tasse Kokosöl

Wegbeschreibungen:

1. Backofen auf 350F vorheizen.
2. Mandelmehl, Kokosmehl, Backpulver und Salz in einer Schüssel verrühren.
3. Eier, Kokosöl und Erythritol in einer separaten Schüssel schlagen. Nach und nach die Milch einrühren.
4. Die nasse Mischung in die trockenen Zutaten rühren.
5. Falten Sie in den Heidelbeeren.

64

6. Beschichten Sie eine 6-Loch-Muffinpfanne mit Antihaftspray.

7. Den Teig in die Pfanne geben und 25 Minuten backen.

Cheddar und Spinat Cupcakes

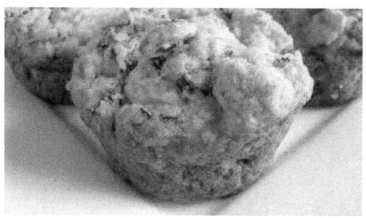

Zubereitungszeit: 10 Minuten

Kochzeit: 25 min Portionen:6

Nährwerte:

- Fett: 17 g.
- Protein: 9 g.
- Kohlenhydrate: 5 g.

Zutaten:

- 1 Tasse Mandelmehl
- 1 TL Backpulver
- 1/4 TL Salz
- 1/2 Tasse Erythritol
- 1/3 Tasse Milch
- 2 große Ganze Eier
- 1/3 Tasse Cream Cheese, weich
- 1/2 Tasse Cheddar, geschreddert
- 1/3 Tasse Gefrorener Spinat, aufgetaut und gehackt

Wegbeschreibungen:

1. Backofen auf 350F vorheizen.
2. Mandelmehl, Backpulver und Salz in einer Schüssel verrühren.
3. Eier, Frischkäse und Erythritol in einer separaten Schüssel schlagen. Nach und nach die Milch einrühren.
4. Die nasse Mischung in die trockenen Zutaten rühren.
5. In Cheddar und Spinat falten.
6. Beschichten Sie eine 6-Loch-Muffinpfanne mit Antihaftspray.
7. Den Teig in die Pfanne geben und 25 Minuten backen.

Mango-Cayenne Cupcakes

Zubereitungszeit: 10 Minuten

Kochzeit: 25 min Portionen:6

Nährwerte:

- Fett: 25 g.
- Protein: 8 g.
- Kohlenhydrate: 7 g.

Zutaten:

- 1 Tasse Mandelmehl
- 1/2 Tasse Kokosmehl
- 1 EL Flachsmahlzeit
- 1/2 TL Cayenne
- 1 TL Backpulver
- 1/4 TL Salz
- 1/2 Tasse Erythritol
- 1/3 Tasse Milch
- 2 große Ganze Eier
- 1/2 Tasse Zuckerfreie Mango Gelee
- 1/2 Tasse Butter, aufgeweicht

Wegbeschreibungen:

1. Backofen auf 350F vorheizen.

2. Mandelmehl, Kokosmehl, Backpulver, Flachsmehl, Cayenne und Salz in einer Schüssel verrühren.

3. Eier, Mangogelee, Butter und Erythritol in einer separaten Schüssel schlagen. Nach und nach die Milch einrühren.

4. Die nasse Mischung in die trockenen Zutaten rühren.

5. Beschichten Sie eine 6-Loch-Muffinpfanne mit Antihaftspray.

6. Den Teig in die Pfanne geben und 25 Minuten backen.

Limetten- und Vanille-Cupcakes

Zubereitungszeit: 10 Minuten

Kochzeit: 25 min Portionen:6

Nährwerte:

- Fett: 29 g.
- Protein: 8 g.
- Kohlenhydrate: 7 g.

Zutaten:

- 1,5 Tassen Mandelmehl
- 1,5 TL Backpulver
- 1/4 TL Salz
- 1/2 Tasse Erythritol
- 1/3 Tasse Milch
- 2 große Ganze Eier
- 1 TL Vanilleextrakt
- 1 Stick Butter, weich
- 2 TL Lime Zest

Wegbeschreibungen:

1. Backofen auf 350F vorheizen.
2. Mandelmehl, Backpulver und Salz in einer Schüssel verrühren.
3. Eier, Butter und Erythritol und Vanille in einer separaten Schüssel schlagen. Nach und nach die Milch einrühren.
4. Die nasse Mischung in die trockenen Zutaten rühren.
5. Falten Sie in der Kalkschale.
6. Beschichten Sie eine 6-Loch-Muffinpfanne mit Antihaftspray.
7. Den Teig in die Pfanne geben und 25 Minuten backen.

Chia Schokolade Cupcakes

Zutaten:

- 1,25 Tasse Mandelmehl1/4 Tasse ungesüßtkakao Pulver
- 1,5 TL Backpulver
- 1/4 TL Salz
- 1/2 Tasse Erythritol
- 1/3 Tasse Milch
- 2 große Ganze Eier
- 1 TL Vanilleextrakt
- 1/2 Tasse Butter
- 1/2 Tasse Zuckerfreie Schokoladenchips
- 2 EL Chia Samen
-

Wegbeschreibungen:

1. Backofen auf 350F vorheizen.

2. Mandelmehl, Kakaopulver, Backpulver und Salz in einer Schüssel verrühren.

3. Eier, Butter, Vanille und Erythritol in einer separaten Schüssel schlagen. Nach und nach die Milch einrühren.

4. Die nasse Mischung in die trockenen Zutaten rühren.

5. Falten Sie in den Schokoladenchips und Chia-Samen.

6. Beschichten Sie eine 6-Loch-Muffinpfanne mit Antihaftspray.

7. Den Teig in die Pfanne geben und 25 Minuten backen.

Zubereitungszeit: 10 Minuten

Kochzeit: 25 .

min_____Portion

en:6 .

Nährwerte: .

- Fett: 23 g.
- Protein: 8 g.
- Kohlenhydrate: 8 g.

Keto-Käsebrot

Zutaten:

- 1 Tasse Mandelmehl
- 1 TL Backpulver
- 1/4 TL Salz
- 1/3 Tasse Milch
- 2 große Ganze Eier
- 1/3 Tasse Cream Cheese, weich
- 1/2 Tasse geriebener Parmesan

Zubereitungszeit: 10 Minuten

Kochzeit: 25 min Portionen:6

Nährwerte:

- Fett: 16 g.
- Protein: 9 g.
- Kohlenhydrate: 6 g.

Wegbeschreibungen:

1. Backofen auf 350F vorheizen.

2. Mandelmehl, Backpulver und Salz in einer Schüssel verrühren.

3. Eier und Frischkäse in einer separaten Schüssel schlagen. Nach und nach die Milch einrühren.

4. Die nasse Mischung in die trockenen Zutaten rühren.

5. Falten Sie in den geriebenen Parmesan.

6. Beschichten Sie eine 6-Loch-Muffindose mit Antihaftspray.

7. Den Teig in die Pfanne geben und 25 Minuten backen.

Keto Becher Brot

Zubereitungszeit: 2 min

Kochzeit: 2 min

Portionen:1

Nährwerte:

- Fett: 37 g.
- Protein: 15 g.
- Kohlenhydrate: 8 g.

Zutaten:

- 1/3 Tasse Mandelmehl
- 1/2 TL Backpulver
- 1/4 TL Salz
- 1 Ganzes Ei
- 1 EL geschmolzene Butter

Wegbeschreibungen:

1. Mischen Sie alle Zutaten in einem Mikrowellen-sicheren Becher.
2. Mikrowelle für 90 Sekunden.
3. 2 Minuten abkühlen lassen.

Keto Blender Buns

Zubereitungszeit: 5 Minuten

Kochzeit: 25 min

Portionen:6

Nährwerte:

- Fett: 18 g.
- Protein: 8 g.
- Kohlenhydrate: 2 g.

Zutaten:

- 4 Ganze Eier
- 1/4 Tasse geschmolzene Butter
- 1/2 TL Salz
- 1/2 Tasse Mandelmehl
- 1 TL Italienischer Gewürzmix

Wegbeschreibungen:

1. Backofen auf 425F vorheizen.
2. Pulsieren Sie alle Zutaten in einem Mixer.
3. Teig in eine 6-Loch-Muffindose teilen.
4. 25 Minuten backen.

Keto Ciabatta

Zutaten:

Kochzeit: 30 Minuten

- 1 Tasse Mandelmehl

_____ Portionen:

8 Nährwerte:

- Fett: 11 g.
- Protein: 3 g.
- Kohlenhydrate: 4 g.

- 1/4 Tasse Psyllium Husk Pulver
- 1/2 TL Salz
- 1 TL Backpulver
- 3 EL Olivenöl
- 1 TL Ahornsirup
- 1 EL Aktive Trockenhefe
- 1 Tasse Warmwasser
- 1 EL gehackter Rosmarin

Wegbeschreibungen:

1. In einer Schüssel warmes Wasser, Ahornsirup und Hefe unterrühren. Lassen Sie für 10 Minuten.
2. In einer separaten Schüssel Mandelmehl, Psylliumschalenpulver, Salz, gehackten Rosmarin und Backpulver zusammenrühren.
3. Die Olivenöl- und Hefemischung in die trockenen Zutaten einrühren, bis sich ein glatter Teig bildet.
4. Kneten Sie den Teig, bis er glatt ist.
5. Den Teig in 2 teilen und in Brötchen formen.
6. Legen Sie beide Brötchen auf ein mit Pergament ausgekleidetes Backblech. Lassen Sie für

eine Stunde zu steigen.

7. Backen Sie für 30 Minuten bei 380F.

Schokolade Muffins

Servieren: 10 Muffins

Portionen: 10

Muffins

Nährwerte:

Kalorien: 168,8,

Gesamtfett: 13,2   g,   gesättigte

Fettsäuren: 1,9 g,   Kohlenhydrate:

19,6 g,

Zucker: 0,7 g,

Protein: 6,1 g

Zutaten:

Nasse Zutaten:

- 2 oz Medium Avocados, geschält und entert
- 4 Eier
- 15-20 Tropfen Stevia Tropfen
- 2 EL Kokosmilch

Trockene Zutaten:

- 1 Tasse Mandelmehl
- 1/3 Tasse Kokosmehl

- 1/2 Tasse Kakaopulver
- 1 TL Backpulver

- 2 TL Tartarcreme

- 1/2 Tasse Erythritol

- 1 TL Zimt

- Kokosöl, zum Schmieren

Wegbeschr eibungen:

1. Heizen Sie Ihren Ofen auf 350F / 175C vor. Fetten Sie Muffintassen mit Kokosöl und feinen Sie Ihre Muffindose.
2. Fügen Sie die Avocados zu Ihrem Küchenprozessor und Puls, bis glatt. Fügen Sie die nassen Zutaten, Puls zu kombinieren, bis gut integriert.
3. Kombinieren Sie die trockenen Zutaten und fügen Sie den Lebensmittelprozess und Puls zu kombinieren und gießen Sie den Teig in Ihre Muffindose.
4. Im vorgeheizten Ofen ca. 20-25 Minuten backen.
5. Nach dem Knuspern und Gebacken aus dem Ofen nehmen und vor dem Servieren abkühlen lassen.

Cracker mit Flachssamen

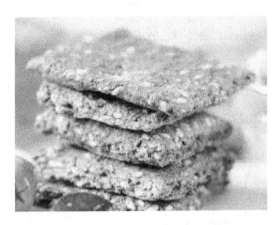

Vorbereitungszeit: 20 Minuten

- Kochzeit: 20 Minuten
- Portionen: 10

Nährwerte:

- Kalorien 104
- Karben insgesamt 10,8 g
- Protein 3 g
- Gesamtfett 5,9 g

Zutaten:

- 2 EL Leinsamen
- 1/3 Tasse Milch
- 2 EL Kokosöl
- 1 Tasse Kokosmehl
- 1/2 TL Backpulver
- 1 TL Erythritol

Wegbeschreibungen:

1. Mehl mit Backpulver, Erythritol und Leinsamen kombinieren.
2. Nach und nach Milch und Öl hinzufügen und den Teig kneten.
3. Den Teig in Plastikfolie wickeln und 15 Minuten in den Kühlschrank stellen.
4. Teilen Sie den Teig in 2 Teile und rollen Sie ihn mit einem Etwa 0,1 Zoll dicken Nudelholz aus.
5. Dreiecke ausschneiden.
6. Ein Backblech mit Pergamentpapier auslegen und die Cracker darauf legen.
7. Bei 390°F 20 Minuten backen.

Rye Crackers

Vorbereitungszeit: 10 Minuten

Zutaten:

- 1 Tasse Roggenmehl
- 2/3 Tasse Kleie
- 2 TL Backpulver
- 3 EL Pflanzenöl
- 1 TL flüssiger Malzextrakt
- 1 TL Apfelessig
- 1 Tasse Wasser
- Salz nach Geschmack

- Kochzeit: 15 Minuten
- Portionen: 10

Nährwerte:

- Kalorien 80
- Karben insgesamt 10,4 g
- Protein 1,1 g
- Gesamtfett 4,3 g

Wegbeschreibungen:

1. Mehl mit Kleie, Backpulver und Salz kombinieren.
2. Öl, Essig und Malzextrakt eingießen. Gut mischen.
3. Kneten Sie den Teig, nach und nach das Wasser hinzufügen.
4. Teilen Sie den Teig in 2 Teile und rollen Sie ihn mit einem Etwa 0,1 Zoll dicken Nudelholz aus.
5. Schneiden Sie (mit einem Messer oder Ausstecher) die Cracker von quadratischer oder rechteckiger Form aus.
6. Ein Backblech mit Pergamentpapier auslegen und die Cracker darauf legen
7. Bei 390°F 12 bis 15 Minuten backen.

Saftige Heidelbeermuffins

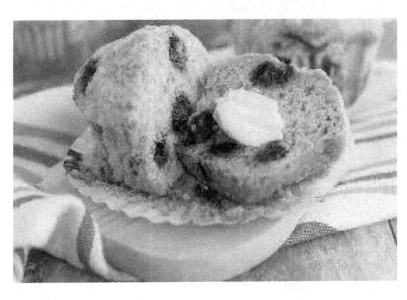

Serviert: 6

<u>Nährwerte:</u>

Kalorien: 167,8,

Gesamtfett: 15,1 g,

gesättigte

Fettsäuren: 5,3 g,

Kohlenhydrate: 5,5

g,

Zucker: 1,8 g,

Protein: 5,2 g

<u>Zutaten:</u>

- 1 Tasse Mandelmehl

- 1 Prise Salz

- 1/8 TL Backpulver

- 1 Ei

- 2 EL Kokosöl, geschmolzen

- 1/2 Tasse Kokosmilch

- 1/4 Tasse Frische Heidelbeeren

Wegbeschreibungen:

1. Vorheizen Sie Ihren Ofen auf 350F / 175C. Legen Sie Ihre Muffindose mit Papier-Muffinbechern aus und legen Sie sie beiseite.
2. Mandelmehl, Salz und Backpulver kombinieren und beiseite stellen.
3. In einer anderen Schüssel das Ei, Kokosöl, Kokosmilch rühren. Und fügen Sie die Mischung in die Mandelmehlmischung. Mischen Sie sanft zu integrieren, aber nicht übermischen.
4. Die Heidelbeeren vorsichtig unterrühren und die Cupcakes mit dem Teig füllen.
5. Im vorgeheizten Ofen ca. 20-25 Minuten backen. Einmal gebacken und goldbraun, aus dem Ofen nehmen, vor dem Servieren abkühlen lassen.

Keto "Cheeseburger" Muffins

Serviert: 9

Zutaten:

Für die Hamburger-Füllung:

- 16 unzen Hackfleisch
- 1/2 TL Zwiebelpulver
- 2 EL Tomatenmark
- Salz, nach Geschmack
- 1/2 TL Knoblauchpulver

Pfeffer, nach Geschmack

Für die Cheeseburger MuffinBrötchen:

- 1/2 Tasse gemahlene Flachssamen
- 1/2 Tasse Mandelmehl1 TL Backpulver
- 1/2 TL Salz
- 1/4 TL Pfeffer
- 1/4 Tasse Kokosmilch
- 2 Eier

Nährwerte:

Kalorien: 212.3,

Gesamtfett: 16,2 g, gesättigte

Fettsäuren: 5 g, Kohlenhydrate: 3,9

g,

Zucker: 0,8 g,

Protein: 12,4 g

Wegbeschreibungen:

So bereiten Sie die Füllung vor:

1. Erhitzen Sie eine Pfanne auf mittel-hoch, fügen Sie einen Schuss Öl und das hackige Rindfleisch. 2 Minuten rühren, die restlichen Zutaten dazugeben und kochen, bis sie gebräunt sind. Beiseite stellen.
2. Heizen Sie Ihren Ofen auf 350F / 175C vor. Bereiten Sie Ihre Muffindose oder Silikon-Muffin-Becher vor und legen Sie sie beiseite.
3. Kombinieren Sie die trockenen Zutaten und beiseite stellen.
4. Die Eier und die Milch zusammenrühren und nach und nach in die trockene Mischung geben, unter Rühren, um sie zu integrieren.
5. Teilen Sie den Teig in Muffinbecher oder Ihre Muffindose. Machen Sie Dellen in der Mitte von jedem, um Platz für das hackige Rindfleisch zu machen. Löffel die gemahlene Rindfleischfüllung in jeden Muffinbecher.
6. Im vorgeheizten Ofen ca. 15-20 Minuten backen.
7. Eine gebackene, aus dem Ofen nehmen, 10 Minuten abkühlen lassen und servieren.

Butternuss & ApfelMuffins

Nährwerte:

Kalorien: 89,3,

Gesamtfett: 7,7 g,

gesättigte

Fettsäuren: 1,3 g,

Kohlenhydrate:

Protein: 2,1 g   10,1,

Zucker: 1,2 g,

Zutaten:

- 2 Tassen Mandelmehl

- 1/2 Tasse Erythritol

- 1 TL Backpulver

- 1/2 Tasse Gewürfelte Äpfel

- 1 Tasse gewürfelte Butternuss

- 2 TL gemahlener Zimt

- 1/4 TL Gemahlene Cloves

- 1/4 TL Allspice

- 1 EL frisch geriebenezitronen Zitronenzest

- 1 1/2 Tasse Kokosmilch

- 1/2 Tasse Apfelsauce

- 1 Ei

- 1/4 Tasse Olivenöl

Wegbeschreibungen:

- Vorheizen Sie Ihren Ofen auf 350F / 175C. Legen Sie Ihre Muffindose mit Papier-Muffinbechern aus und legen Sie sie beiseite.
- Mehl, Erythritol und Backpulver vermischen.
- Die Äpfel und Butternuss dazugeben und beschichten. Machen Sie einen Brunnen in der Mitte der Mehlmischung und fügen Sie die restlichen Zutaten. Mischen Sie gut, um einen dicken Teig zu bekommen.
- Den Teig in die vorbereitete Muffindose gießen und im vorgeheizten Ofen eine halbe Stunde backen.

- Sobald die Garzeit vorbei ist und die Muffins gebacken sind, entfernen Sie sie aus dem Ofen, lassen Sie sie für 10 Minutenvor demServieren abkühlen.

Cranberry Muffins

Nährwerte:

Kalorien: 77,9,

Gesamtfett: 7 g,

gesättigte

Fettsäuren: 0,7 g,

Kohlenhydrate: 6,3

g,

Zucker: 0,6 g,

Protein: 2,3 g

Serviert: 24

Zutaten:

- 2 Tassen Mandelmehl

- 2 TL Backpulver

- 1/4 Tasse Avocadoöl

- 1 Ei

- 3/4 Tasse Mandelmilch

- 1/2 Tasse Erythritol

- 1/2 Tasse Apfelsauce

- Zest von 1 Orange

- 2 TL gemahlener Zimt

- 2 Tasse Frische Cranberries

Wegbeschreibungen:

1. Vorheizen Sie Ihren Ofen auf 350F / 175C. Legen Sie Ihre Muffindose mit Papier-Muffinbechern aus und legen Sie sie beiseite.
2. Mehl und Backpulver kombinieren und beiseite stellen.
3. In einer separaten Schüssel alle restlichen Zutaten zusammenrühren, zum Mehl hinzufügen und gut vermischen.
4. Den Teig in die vorbereitete Muffindose gießen und im vorgeheizten Ofen ca. 20 Minuten backen.
5. Nach dem Abstellen aus dem Ofen nehmen und vor dem Servieren 10 Minuten abkühlen lassen.

Himbeer-Muffins

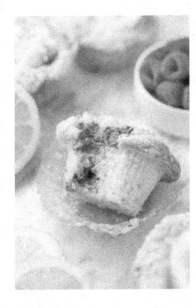

Serviert: 6 Muffins

Nährwerte: Kalorien: 50,

Gesamtfett: 1,1 g,

gesättigtes Fett: 0,3 g,

Kohlenhydrate: 9,4

g,

Zucker: 2,4 g,

Protein: 1,6 g

Zutaten für die Himbeermarmelade: ergibt 2 Tassen

- 1/4 Tasse Wasser

- 9 oz gefrorene Himbeeren

- 1 EL Chia Seeds

Zutaten für die Muffins:

- 2 Eier

- 1 Banane

- 1/2 TL Backpulver

- 1/8 TL Salz

- 1/4 Tasse Raspberry Chia Jam, plus mehr zum Servieren

Wegbeschreibungen:

So bereiten Sie die Himbeermarmelade zu:

1. Wasser und Himbeeren in einen kleinen Topf geben und mitteltief erhitzen. Zum sanften Kochen bringen, abdecken und kochen, bis sich die Himbeeren in eine Maische verwandeln. Von Zeit zu Zeit prüfen und rühren.
2. Sobald die Himbeeren abgebaut sind, schalten Sie die Hitze aus, fügen Sie die Chia-Samen hinzu und mischen Sie gut. Lassen Sie die Mischung abkühlen und verdicken. In einem luftdichten Glas aufbewahren und im Kühlschrank aufbewahren.
3. So bereiten Sie die Muffins vor:

4. Vorheizen Sie Ihren Ofen auf 400F / 200C. Legen Sie Ihre Muffindose mit Papier-Muffinbechern aus und legen Sie sie beiseite.
5. Fügen Sie die Eier, Banane, Backpulver und Salz zu Ihrer Küchenmaschine und Puls, bis glatt.
6. Gießen Sie den Teig in die vorbereitete Dose und machen Sie einen Einzug in die Mitte jedes Muffins. Füllen Sie jeden Einzug mit etwas Himbeermarmelade.
7. Im vorgeheizten Ofen ca. 15 Minuten backen. Aus dem Ofen nehmen, ca. 10 Minuten abkühlen lassen und servieren.

Macadamia Lime Muffins

Nährwerte:

Kalorien: 242.6,

Gesamtfett: 24,3 g,gesättigte

Fettsäuren: 7 g, Kohlenhydrate: 10

g,

Zucker: 1,8 g,

Protein: 4,3 g

Serviert: 12 Muffins

Zutaten:

- 2 Tassen Ungesalzen Macadamia Nüsse, gemahlen, aber nicht in eine Pasten 1/2 Tasse Mandelmehl verwandelt

- 2/3 Tasse geschredderte Kokosnuss, leicht geröstet

- 2 TL Backpulver

- 1/2 TL Backpulver

- 1/4 Tasse Granuliertes Erythritol

- 2 TL Lime Zest

- 1/2 TL Salz 2 Eier, leicht geschlagen

- 6 un Kokosmilch

- 1/4 Tasse ungesüßte Mandelmilch

  - 1/4 Tasse Kokosöl,

  - Geschmolzene 10 Tropfen Stevia Extrakt

  - 1/2 Tasse gehackte Macadamia Nüsse

  - Für die Glasur:

  - 1/3 Tasse Pulver erythritol

  - 2 EL Limettensaft

Wegbeschreibungen:

1. Vorheizen Sie Ihren Ofen auf 325F / 162C. Legen Sie Ihre Muffindose mit Papier-Muffinbechern aus und legen Sie sie beiseite.
2. Die gemahlenen Macadamia-Nüsse mit Mandelmehl, Kokosnuss, Backpulver und Soda, Erythritol, Limettenschale und Salz kombinieren und beiseite stellen.
3. In einer separaten Schüssel die Eier und Kokosmilch zusammenrühren. Fügen Sie die Macadamia-Nuss-Mischung und mischen, bis gut kombiniert. Mandelmilch, Kokosöl und Stevia unterrühren. Falten Sie in den gehackten Macadamia-Nüssen.
4. Gießen Sie den Teig in die Dose und backen Sie für 25 Minuten. Nach dem Backen abkühlen lassen.
5. In der Zwischenzeit die Glasur vorbereiten. Erythritol und Limettensaft zusammenrühren. Sobald die Muffins abgekühlt sind, mit der Kalkglasur betränkt und servieren.

ApfelMandel Muffins

Serviert: 6 Muffins

Zutaten:

- 6 oz gemahlene Mandeln

- 1 TL Zimt

- 1/2 TL Backpulver

- 1 Prise Salz

- 1 Ei

- 1 TL Apfelessig

- 2 EL Erythriol

- 1/3 Tasse Apfelsauce

Nährwert: Kalorien: 218.8,

Gesamtfett: 17,2 g, gesättigte Fettsäuren:

1,6 g, Kohlenhydrate: 9,7 g,

Zucker: 1,8 g,

Protein: 13,1 g

Wegbeschreibungen:

1. Vorheizen Sie Ihren Ofen auf 350F / 175C. Legen Sie Ihre Muffindose mit Papier-Muffinbechern aus und legen Sie sie beiseite.
2. Mandeln, Zimt, Backpulver und Salz vermischen und beiseite stellen.

3. In einer separaten Schüssel die Eier, Apfelessig, Erythriolund Apfelsauce schlagen. Zu den trockenen Zutaten hinzufügen und gut vermischen, bis sich ein glatter Teig bildet.
4. Den Teig in die Dose geben und ca. 20 Minuten backen.
5. Einmal fertig, leicht abkühlen lassen und servieren.